Ama Fleud-Floyd

Allgemeine Relativitätstheorie der Psyche

***.

Buch 6

***.

Lehre der Psychologie

***.

***.

Lehre vom goldenen Zeitalter der Menschheit

***.

Für Gott, meine Eltern und die Welt

***.

 An meine geliebten Eltern -

Sie zeigten mir das ewige Muster der Menschheit.

***.

***.

„Und der größte von ihnen ist die Liebe"

***.

***.

***.

***.

Hier beginnt als letzte aller Wissenschaften die Wissenschaft der Psyche.

***.

***.

Vorwort

***.

***.

Die wahre Wissenschaft beginnt mit einer Definition des Gegenstandes ihrer Studien. Die Pseudowissenschaft gibt eine mehr oder weniger interessante Geschichte, aber keine Definition.

Es gibt Millionen von Büchern und Werken, die sich mit der Psyche und ihren

Störungen befassen. Haben Sie jemals in einem von ihnen eine Definition der Psyche getroffen? Eine weltweit gültige Definition?

Der Rest ist Stille?

Entscheiden Sie, nachdem Sie alle Bücher dieser Arbeit gelesen haben.

***.

***.

Definition

Die Psyche ist ein Prozess eines gegenwärtigen symbolischen Austauschs zwischen dem Subjekt der Psyche und ihrer gegenwärtigen Umgebung (subjektive Definition).

Die Psyche ist ein Prozess eines gegenwärtigen symbolischen Austauschs zwischen zwei Subjekten der Psyche (objektive Definition).

***.

***.

***.

1.

In meiner Arbeit erkläre ich diese Definition. Meine Definition der Psyche definiert sie als dynamisches Phänomen. Nicht statisch, da die Psyche bis jetzt verstanden und beschrieben wurde.

2.

Mit anderen Worten, alle statischen Beschreibungen der Psyche sind nur Metaphern. Dies bedeutet, dass in Wirklichkeit die gesamte bisherige Psychologie-Sprache, angefangen bei Freuds Werken und Millionen von Büchern anderer Autoren, als eine Art Poesie und natürlich nicht als wissenschaftliches Schreiben angesehen werden sollte! Es wurde jedoch bis jetzt buchstäblich verstanden! Und so hat eine falsche Wissenschaft die Zivilisation und Millionen leidender Menschen in die Irre geführt.

3.

In der Zwischenzeit ist es absurd, dass eine für jeden so offensichtliche Aussage wie eine große Entdeckung klingt, dass die Psyche kein beobachtbares Objekt ist. Niemand hat es jemals gesehen! Wir können es also weder beobachten noch als Objekt beschreiben.

4

Dieses Absurde ist absurder als die Situation vor Kopernikus in Bezug auf die offensichtliche allgemeine Beobachtung, dass sich die Sonne am Himmel bewegte. Jeder konnte es mit eigenen Augen sehen. Und dennoch war Copernicus der einzige, der diese gemeinsame Beobachtung in Frage stellte.

5.

Tatsächlich war es die Erklärung von Copernicus, was absurd war! In gewisser Weise wurde die Erklärung von Copernicus, die der beobachtbaren Tatsache widersprach, von der damaligen Wissenschaft zu Recht abgelehnt. Die Wissenschaft vor ihm hatte einen beobachtbaren Beweis dafür, was sich bewegte und was nicht. Dennoch konnte der letzte Beweis nur diejenigen von uns erhalten, die die Erde vom kosmischen

Raum aus sehen konnten. Dies bedeutet, dass die Beobachtung als Grundlage aller Wissenschaft jedoch nicht ausreicht, um entscheidend zu sein. Der Standpunkt der Beobachtung ist entscheidend.

II

1.

Die Erdoberfläche war ein falscher Gesichtspunkt, um zu entscheiden, ob sich die Sonne um die Erde bewegte oder umgekehrt. Bis zum 20. Jahrhundert war dies jedoch der einzige zugängliche Gesichtspunkt. Bis zu kosmischen Reisen war die Beobachtung, dass sich die Sonne um die Erde bewegt, völlig gerechtfertigt.

2.

Mit meiner Arbeit möchte ich zeigen, dass es bei der Psyche auch um die Sichtweise geht.

3.

Bis jetzt wurde die Psychologie auf dem statischen Standpunkt der Psyche gegründet. Die Psyche wurde von Freud, dem Begründer der Psychologie des 20. Jahrhunderts, als statisches Objekt beschrieben. Es wurde von ihm auf typisch statische Weise in Teile geteilt, wie: „Ego", „Über-Ich", „Es", „Bewusstsein", „Unterbewusstsein". Es war eine Art magische Welt mit ihren rätselhaften statischen Strukturen, eine Welt von Objekten, die dem täglichen

Leben der Menschen völlig fremd sind. Und damit die Notwendigkeit eines Übersetzers, der ein Psychotherapeut sein soll. Ein Klient geht davon aus, dass der Psychotherapeut die rätselhafte Welt der Psyche kennt und sie in einer Sprache beschreiben kann, die jeder versteht.

4.

Dieser Ansatz ähnelt stark der Funktionsweise der spirituellen Gruppen. Sowohl bei der bisherigen Psychologie als auch bei spirituellen Gruppen gibt es eine Gruppe von Menschen, die das „heilige" Wissen über die Psyche bzw. die spirituelle Welt „kennen", und es gibt den Rest der Menschen, die es wissen nichts oder weiß nur so viel, wie diejenigen, die „wissen", es ihnen sagen werden. Zwei Welten:

Kreuzbein (die Welt, zu der nur diejenigen Zugang haben) und Profanum (die Klienten derer, die es wissen).

5.

Was ist eigentlich dieses „heilige" Wissen über die Psychologie von bisher?

Es ist eine erfundene und immer wieder neu erfundene Geschichte über das Kreuzbein - eine rätselhafte Welt der Psyche, in der nichts sicher ist, alles möglich ist und die wichtigste Rolle von denen gespielt wird, die „wissen", einem Kunden eine Geschichte zu erzählen die Psyche.

III

1.

Die größten Geschichtenerzähler der bisherigen Psychologie waren wie Freud diejenigen, deren Geschichten die originellsten und ... seltsamsten waren. Warum seltsam? Weil das „Kreuzbein" nicht so banal sein kann wie das „Profanum", wenn sie klar voneinander getrennt sein sollen. Ohne diese Trennung gäbe es keine Notwendigkeit für diejenigen, die „wissen". Dies erklärt, warum die bisherige „Psychologie" noch nicht zu einer Wissenschaft geworden ist.

2.

Die Wissenschaft ist ein Zerstörer des Kreuzbeins, weil die Wissenschaft die Gesetze entdeckt, um die Welt zu verstehen. Und die Welt, die von den Gesetzen regiert wird, ist nicht länger rätselhaft. Auf diese Weise wird das Kreuzbein zum Profanum. Folglich sind diejenigen, die „wissen", überflüssig. Die Naturgesetze zu kennen und logisches Denken anzuwenden, reicht aus, um in der profanen Welt voranzukommen. Jeder kann es schaffen.

3.

Deshalb sind diejenigen, die in der bisherigen „Psychologie" „wissen", die letzten, die versuchen, Gesetze zu etablieren und bekannt zu machen, die die Psyche regieren (falls sie sie zufällig entdecken). Ein Tag, an dem die Psyche zur Wissenschaft wird, wird ihr letzter Tag sein. Sie werden jedoch vor jedem wirklichen Versuch, die Psychologie zur Wissenschaft zu machen, kämpfen.

4.

Wenn es um die Psyche geht, akzeptiert jeder aus eigener Erfahrung die Tatsache, dass sie existiert. Die Frage ist nur, dass niemand es jemals mit den Augen als beobachtbares Objekt sehen konnte. Trotzdem akzeptiert jeder seine metaphorischen Beschreibungen, als wären sie die eines beobachtbaren Objekts. Warum?

5.

Denn bis jetzt hatten die Leute keine Wahl! Das gleiche wie bis Copernicus. Es gab keine Alternative. Die Leute glauben an das, was Autoren schreiben. Sie erhalten die Alternative zur Beschreibung der Psyche von bisher in die Hände.

IV

1.

Was können wir also über die Psyche sagen? Wissenschaftlich gesehen kann nur das beobachtet werden. Wie das Beispiel von Copernicus zeigt, ist die Beobachtung selbst natürlich keine Garantie dafür, dass das, was wir sehen, das ist, was wir sehen. Bei der Psyche ist es jedoch genau umgekehrt wie bei Copernicus. Weil die Beobachtung von bisher nichts sieht!

2.

Bis zu kosmischen Reisen konnte ein wissenschaftliches Verfahren, das auf der Beobachtung beruhte, die die unabdingbare Voraussetzung für die wahre Wissenschaft ist, die Berechnungen von Copernicus nicht akzeptieren. Auch wenn sie mathematisch gesehen korrekt und plausibel aussahen. Mit anderen Worten, Copernicus lieferte 400 Jahre vor der Beobachtung aus Sicht des kosmischen Raums mathematische Argumente dafür, dass die Beobachtung aus Sicht der Erdoberfläche falsch war.

3.

Meine Rolle in der Geschichte der Psyche-Erforschung ist die Umkehrung der Rolle, die Copernicus bei der Erforschung des Kosmos spielt.

4.

Kopernikus mit mathematischen Argumenten bewies nämlich, dass die Beschreibung der Beobachtung der Sonnenbewegung am Himmel nur ein Deckmantel des Wahren war. Und der

Fehler dieser falschen Beobachtung bestand in einem falschen Standpunkt der Beobachtung der Sonnenbewegung.

5.

Ich wiederum versuche mit meinen logischen, biologischen, physikalischen, chemischen und evolutionären Argumenten zu beweisen, dass die Beschreibung der in Kraft befindlichen Psyche, die auf keiner Beobachtung beruht, auch nur ein Deckmantel des Wahren ist. Eine Gestalt, die genauso erfunden ist wie vor Kopernikus.

V.

1.

Eines springt jedoch in die Augen. Menschen vor 2000, 1000 und 400 Jahren schienen bessere Denker zu sein als Menschen heute! Warum?

Diese alten Menschen, auch wenn sie in ihrer Beschreibung der Sonnenbewegung falsch sind, werden durch das Argument der Beobachtung zu ihren Gunsten entschuldigt.

Die Menschen des 20. Jahrhunderts wiederum glauben an eine Beschreibung der Psyche, die auf dem Argument der Nichtbeobachtung beruht ...

2.

Meine Rolle an diesem Wendepunkt der Psyche-Erforschung besteht darin, die Ära der Beschreibungen der Psyche zu stoppen, die auf keiner Beobachtung beruhen. Um diese Beobachtung zu ermöglichen, musste ich nach einer Möglichkeit suchen, die Psyche zu beobachten. Und diese Möglichkeit könnte gefunden werden, aber nicht dort, wo Millionen und Abermillionen von Menschen sie nicht vor mir gefunden haben. Es konnte nicht in der statischen Dimension der Realität gefunden werden.

3.

Mein kopernikanischer Durchbruch bestand darin, meinen Standpunkt zur Psyche-Beobachtung von der statischen Dimension der Realität zur dynamischen zu verschieben. Und dieser Akt machte den Unterschied. Ich konnte endlich beobachten und definieren, was die Psyche ist. Definition der Psyche in der Hand, könnte ich die Wissenschaft der Psyche beginnen.

4.

Und was beobachtet werden kann, ist ein dynamisches Phänomen. Der dynamische Prozess!

Diesen dynamischen Prozess nenne ich in meiner Definition der Psyche den aktuellen symbolischen Austausch! Es bedeutet, dass es nicht möglich ist, über die Psyche einer Person zu sprechen. Es existiert nicht. Was existiert, ist nur die Psyche als momentaner aktueller symbolischer Austausch. Es bedeutet, dass die Psyche einer Person eine Folge von unendlich kleinen momentanen symbolischen Austauschen ist, genauso wie das Licht die Folge von unendlich kleinen Lichtphotonen ist.

Aus diesem Grund kann die Psyche als Prozess gestört werden, kann aber natürlich nicht krank sein (!) Und aus diesem Grund (nicht der einzige) lautet der Titel dieser Arbeit:

„Allgemeine Psyche-Relativitätstheorie".

(Natürlich finden Sie in dieser Arbeit immer noch Ausdrücke, die an die Ära der statischen Psyche-Beschreibungen erinnern (zwei Pole, interpolarer Raum, ...).

Ich konnte jedoch nicht anfangen, über die Psyche in einer Sprache zu schreiben, die Sie, mein lieber Leser, bereits auf den ersten Seiten nicht verstanden haben. Aus einem sehr einfachen Grund: Niemand vor mir schrieb über die Psyche als über ein dynamisches Phänomen wie das Licht oder die Zeit.

Sie fragen sich vielleicht, warum ich der einzige bin, der die Psyche als Phänomen und nicht als Objekt behandelt. Die Antwort ist einfach. Weil ich die Psyche nie gesehen habe und nie gehört habe, dass es jemand getan hat. Trotzdem

existiert es! Die Schlussfolgerung ist eine:
Es ist ein dynamisches Phänomen.)

Lehre

1.

In einem System, in dem ein Lehrer ein "Spezialist" für die Erziehung von Kindern ist und die Eltern nur die passiven Klienten sind, verstehen die Eltern die Situation des Kindes so, wie sie von einem Lehrer oder einem Schulpädagogen diagnostiziert wird. Dies bedeutet nur eine, das Kind wird von allen als dumm angesehen. Das ist am besten.

2.

Ein übereifriger Lehrer oder ein solcher Schulberater oder ein Elternteil wird immer noch nach einer Meinung eines Kinderpsychologen fragen, und jetzt wird bei dem Kind zweifellos ein Schulproblem diagnostiziert. Danach ist es nur noch ein kleiner Schritt, bis ein Kind, wie ein Kampf in der Schule oder so etwas, zur psychiatrischen Beobachtung geschickt wird. Und hier wird das Kind eine lebenslange Haftstrafe hören, weil mit Sicherheit eine psychiatrische Diagnose gestellt wird.

3.

Und eine solche Diagnose folgt einem Menschen sein ganzes Leben lang. Ich kenne keinen Fall, in dem ein Patient ohne Diagnose in die Psychiatrie kam und diese ohne Diagnose der sogenannten "Geisteskrankheit" und bei Kindern der psychischen Entwicklungsstörung verließ.

4.

Und natürlich ist diese Störung jetzt sicher! Millionen solcher Kinder durchlaufen die Schulpflicht und werden unglaublich geistig gefoltert.

Zuerst ist es ihnen verboten, frei einen gesunden Spielreflex zu entwickeln, dann sind sie dem "pädagogischen" Mobbing oder dem Peer-Mobbing ausgesetzt, wenn Pädagogen und Psychologen sie als psychisch behindert oder weniger intelligent bezeichnen, und schließlich kommen sie ziemlich oft zur Hölle die Kinderpsychiatrie Krankenhäuser.

5.

Die meisten dieser Kinder werden für immer in der Psychiatrie bleiben. Sie werden erst nach dem 18. Lebensjahr in die Erwachsenenpsychiatrie wechseln.

Die meisten von ihnen werden niemals einen Beruf bekommen oder eine Familie haben.

Die meisten von ihnen werden von einer Sozialrente leben.

Einige, insbesondere diejenigen, denen enge familiäre Beziehungen vorenthalten werden, weil diese früher als später brechen werden, werden sich der Unterwelt der sozialen Pathologie zuwenden.

Dies sind die Früchte des öffentlichen Bildungssystems auf der ganzen Welt.

II

1.

Aber es ist nicht alles. Sogar Kinder haben sich an dieses System angepasst, weil sie ihren Spielimpuls zum Schweigen gebracht haben, da sie erkannt haben, dass sie lernen müssen, vorzutäuschen und zu lügen, um in dieser ungleichen Beziehung zu Erwachsenen zu überleben. Um die Erwachsenen nicht zu irritieren - die Lehrer, die Erzieher, die Eltern. Ihre Aggression nicht zu provozieren ...

2.

Erinnert uns das nicht an etwas?

3.

Ja, viele der aufmerksamen Leser dieser Arbeit hätten bemerken können, dass solche Worte, Worte über junge Menschen, die ihr Verhalten an die Strenge ernsthafter Erwachsener anpassen, solche Worte die tierischen Individuen betrafen.

4.

Ja ja. Ich habe zuvor geschrieben, dass sich die menschliche Spezies von der tierischen Spezies dadurch unterscheidet, dass die erste ihren Vorteil gegenüber dem gesamten Tierreich durch die Entwicklung der Kultur eines Stücks erlangte, die Kultur, die in den ersten Millionen Jahren des menschlichen Lebens frei Bestand hatte Erde. Und dank dieser Kultur konnte die menschliche Spezies in die symbolische Dimension der Existenz eintreten und ihre Zivilisation von Gedanken und symbolischen Konzepten erschaffen, die im Hinblick auf das Universum unglaublich ist. Das habe ich vor ein paar Seiten geschrieben. Lag ich falsch?

5.

Ich wünschte, es wäre ein Fehler. Aber so ist es nicht. Und der Leser ahnt wahrscheinlich bereits, was mit der Menschheit in den letzten Jahrtausenden ihrer Geschichte geschehen ist. Was ist passiert, dass die menschliche Spezies nicht den Weg gegangen ist, der diesen phänomenalen kosmischen Erfolg in Form der symbolischen Realität sichergestellt hat?

III

1.

Es wird für viele Menschen eine so schreckliche Schlussfolgerung sein, dass sie möglicherweise mit einer nervösen Krise dafür bezahlen. Diese Lehre der Psychologie wurde jedoch nicht geschaffen, um Herzen zu trösten, sondern es ist ein Versuch, die menschliche Psyche unparteiisch zu studieren und zu beschreiben, daher müssen alle Schlussfolgerungen gezogen werden.

2.

Nun, es ist nicht wirklich Angst. Nun, es ist nicht wirklich ein hoch entwickeltes Gehirn. Nun, eigentlich sind dies nicht einmal absichtliche Gehirnwellen. All dies würde nicht ausreichen, um eine einzigartige symbolische Dimension auf der Skala des Universums zu schaffen. Eine Dimension, auf die nur Menschen zugreifen können. Kein anderer.

3.

  Damit diese Dimension entstehen konnte, abgesehen von der Angst, abgesehen von einem hoch entwickelten Gehirn und abgesehen von den gezielten Gehirnwellen, wie eine Kirsche auf einem Kuchen, eine triviale Kleinigkeit - aber absolut notwendig, musste der Mann eine Spezies werden mit einer spielerisch funktionierenden Strategie! Weil nur eine solche Strategie es dem Mann ermöglichte, nicht nur die Sprache zu entwickeln, sondern was in der Doktrin der Psychologie besonders stark klingen muss, ist eine solche spielerische Strategie eine wunderbare Strategie gegen Angstzustände !!!

4.

Dies ist das Wichtigste in der Spaßstrategie! Es stellte sich heraus, dass es unter allen, die der primitive Mann testete, am effektivsten war, am effektivsten gegen die Energie des Angstpols, der den Mann belästigte, aber auch am vorteilhaftesten für die Stabilisierung des emotionalen Pols der Psyche!

5.

So machten bereits die vormenschlichen Affen diese phänomenale Entdeckung, dass sie viel mehr spielen müssen als ihre tierischen Cousins. Letztere, diese psychisch unipolaren Wesen spielen nur, wenn der emotionale Pol positive Energie, Freude und Befriedigung ausstrahlt. Wenn diese positive Energie fehlt, gibt es keinen Spaß.

IV

1.

Die bipolaren vormenschlichen Affen können nicht aufhören zu spielen, nur weil sie die Freude und die Befriedigung verloren haben, die sie motiviert hätten. Warum? Weil die vormenschlichen Affen außerhalb der Schlafzeit ständig durch die negative Energie des Angstpols stimuliert werden! Und diese Affen bemerkten schon in den Kinderschuhen sehr schnell, dass nichts die Aufmerksamkeit von der Angst ablenkt wie der Spaß! Deshalb werden sie nie genug vom Spaß haben. Es ist ihr starkes Beruhigungsmittel.

2.

Unter Philosophen gab es immer Streit darüber, was den menschlichen Fortschritt antreibt und antreibt. Das Streben nach Selbstverbesserung oder vielmehr das Entkommen aus dem Schmerz?

3.

Der Leser wird wahrscheinlich erraten, zu welchem der Philosophen ich gehöre, wenn es um meine Sicht auf diese Angelegenheit geht. Nun, als Evolutionist versuche ich, die Welt, einschließlich des Menschen, mit den Augen der Natur zu betrachten. Und diese Beobachtung ist meine einzige Wissensquelle.

4.

Der Mensch ist ein inhärentes Element der Natur, des Tierreichs. Und in diesem Königreich tut kein Tier, kein Mensch etwas, was er nicht tun muss.

Doch die Frage der Notwendigkeit? Ja, die Notwendigkeit ist die treibende Kraft hinter allen Veränderungen. Viele dieser Änderungen sind Änderungen zum Besseren. So werden Fortschritte und Entwicklungen erzielt.

5.

Die menschlichen Primaten suchten keine Entwicklungsmöglichkeiten. Wie alle Affen, wie alle Tiere, suchten sie nur das Überleben. Und um die Überlebenschancen zu erhöhen, wiederholten sie jene Aktivitäten, die die Überlebenschancen erhöhten.

V.

1.

Die Angst war ursprünglich keine vorteilhafte Mutation, um die Überlebenschance zu erhöhen. Ganz im Gegenteil !!! Die Angst als Angst senkte die Überlebenschancen der Betroffenen dramatisch.

2.

Vielleicht, wir werden es nie erfahren, erlebte die Erde eine Zeit, in der diese vormenschlichen Affen vom Aussterben bedroht waren. Die Angst hätte sie fast auslöschen können.

Wer weiß, ob unser Leben, die Geschichte der wunderbaren menschlichen Zivilisation, unser Stolz, die Könige der Schöpfung zu sein, unser Stolz, der uns fast auf ein göttliches Podest stellt, wir nicht einem schulden, der immer noch haarig ist und immer noch Hände zum Gehen benutzt aber schon ein bipolarer Affe, der in dieser letzten Herde der verängstigten und hungrigen menschlichen Primaten, die vor Raubtieren auf dem höchsten Felsen versteckt waren, plötzlich ihren Schwanz kokett bewegte, ihren traurigen Nachbarn damit hakte und anfing, gemeinsam Spaß zu haben?

3.

Als andere diese Freude sahen, folgten sie ihr. Und in einem verrückten Amok des Verurteilten begann die Herde zu spielen, zu krächzen und zu springen. Für das Glücklichsein. Niemand hatte Angst. Im Gegenteil, alle wurden gleichzeitig glücklich und furchtlos! Fröhlichkeit und Mut halfen ihnen den Felsen hinunter. Und es war nicht einmal so schlimm, wie sie befürchtet hatten. Und überraschenderweise lauerte kein Raubtier. Die Affen fanden schnell etwas zu essen und kehrten zum hohen Felsen zurück, um sich dort auszuruhen und von nun an immer und überall Spaß zu haben.

4.

Kein Tier vergisst eine lebensrettende Strategie. Und was ist, wenn das Gefühl der Gefahr, und das ist eigentlich die Angst, nicht einmal für einen Moment verschwindet? Es ist offensichtlich, dass sie in einer solchen Situation unzertrennlich werden: ein Gefühl der Gefahr und ein wirksamer Weg, sich zu beruhigen, in zwei Worten - Angst und Spaß!

5.

Deshalb ist die menschliche Spezies wie keine andere Spezies die eines Spiels geworden. Weil es keinen anderen, effektiveren Weg gab, mit der Angst umzugehen. Zumindest zuerst! Der Spaß wurde zum Reflex!

VI

1.

Wenn ja, ist die Grundlage der menschlichen Zivilisation die Angst und der Spaß!

Aber es war nicht die Angst, die zur Explosion unserer Spezies beitrug, es war der Spaß!

2.

Zuallererst brachten der Spaß und das Spiel Individuen, einschließlich Männchen und Weibchen, so nahe beieinander, dass, wie bei keiner anderen Tierart, der Östrus und die Paarungsperioden ausfielen.

Warum einmal im Jahr paaren, wenn diese vormenschlichen Affen jeden Tag Paarung und Spaß hatten? Es mag drastisch oder lustig klingen, aber dieser Aspekt der ständigen Paarungszeit hätte zu der unglaublichen demografischen Explosion beitragen können. Wenn wir das über die vormenschlichen Affen sagen können.

3.

Ich glaube, dass die Achse der menschlichen Entwicklung sowohl individuell als auch soziologisch für viele Millionen Jahre ein Spiel war.

4.

Spaß zu haben half zu kommunizieren, sich zu reproduzieren und neue Fähigkeiten zu erlernen. In der Tat hätte dies die Organisation der ersten Stammesgruppen und dann der zunehmend besser koordinierten größeren soziologischen Systeme erleichtern können. Es ist für Einzelpersonen einfacher, miteinander auszukommen, wenn sie gemeinsam Spaß haben, und daher im Vergleich zu isolierten Einzelpersonen glücklich und positiv zueinander zu sein.

5.

Einige Leute, die behaupten, die Reenactors dieser prähistorischen Periode der menschlichen Zivilisation zu sein, versuchen, ein völlig anderes Bild der menschlichen Psyche-Evolution aufzuzwingen. Das heißt, dass es in der Vorgeschichte unserer Spezies unter diesen vormenschlichen Kreaturen noch mehr Grausamkeit gab als in der umgebenden wilden Welt der Raubtiere.

VII

1.

Meine psychologische Archäologie bestätigt dies nicht. Der Spieltrieb seit seiner Geburt ist ein Zeugnis jener alten Zeiten und ein Zeugnis dafür, dass die menschliche Spezies bereits im Morgengrauen, im Stadium vormenschlicher Affen, paradoxerweise, um zu überleben, fröhlich sein musste und amüsantes Genre um jeden Preis.

2.

Das war lange so. In evolutionärer Hinsicht fast bis zur Gegenwart. Erst vor kurzem, vor einigen Zehntausenden von Jahren, verließ unsere Spezies plötzlich den Weg der Spielstrategie, der der Mann die gesamte Evolutionsgeschichte folgte. Was war der Grund dafür?

3.

Was kann der Grund sein, den Weg zu verlassen, der uns in der Welt der Natur einen so phänomenalen Erfolg beschert hat?

Die Antwort wird einige Menschen überraschen, während andere eine logische Erklärung des gegenwärtigen menschlichen Zustands finden.

4.

Nun, vor einigen Zehntausenden von Jahren hat der Mann den besten und am besten geeigneten Weg einer Spielstrategie verlassen, weil er bereits den Entwicklungsstand erreicht hatte, in dem er sich stark genug fühlte, um sich einen höheren Status als den eines zu geben fröhlich sein bis jetzt amüsieren. Ein einfacher Alltag und ein Spaß reichten ihm nicht mehr aus.

5.

Es ist schwierig, absolut sicher zu sein, was eine solch radikale Veränderung im Selbstverständnis verursacht haben könnte. Es scheint jedoch, dass ... die

Schule eine Hauptstadt, vielleicht sogar eine entscheidende Rolle bei der Entstehung dieser katastrophalen Richtung auf lange Sicht gespielt haben könnte!

VIII

1.

Ja ja. Dort begann der Mann in der Schule, die Wurzeln der Menschheit achtlos zu untergraben. Die Schule setzte dem freien Spiel von Kindheit und Jugend ein Ende. Und wir wissen bereits mit Sicherheit, dass sich die menschliche Psyche nur aufgrund des Spiels und des Reflexes des Spiels im Gegensatz zur Angst so schön entwickeln kann.

2.

Das Erscheinen der Schuleinrichtung vor einigen Dutzendtausend Jahren, offensichtlich nicht in der heute bekannten Form, aber dennoch das gleiche Prinzip wie heute, das Prinzip der Blockierung der freien Verspieltheit eines Kindes, zu fördern, beginnt diese Ära der menschlichen Zivilisation die mentale Krise der Menschheit.

Die Epidemie der psychischen Störungen, mit der wir uns heute befassen, ist die Folge dieses Ereignisses.

3.

Seit Zehntausenden von Jahren stagniert die Menschheit nicht nur in der Entwicklung der Psyche, sondern es wird immer deutlicher, dass unser geistiger Zustand allmählich abnimmt.

4.

Die geistige Schwäche des modernen Menschen, und ich meine nicht nur den Mann des 20. und 21. Jahrhunderts oder nur den Mann der Neuzeit, sondern im Allgemeinen den historischen Mann, den Mann seit dem Ursprung der menschlichen Zivilisation. Seine psychische Schwäche, tiefere und tiefere Schwäche, ist die Quelle der Tragödie der gesamten Geschichte dieser Zivilisation.

5.

Diese Geschichte konnte nicht anders als tragisch sein, da die Grundlage der Zivilisation die Verleugnung der menschlichsten Natur des Mannes war, die der Anti-Angst-Spielreflex ist.

Plötzlich ist der Spaß zu einem Luxus geworden, der nur wenigen vorbehalten ist. Der Zugang dazu wurde zum Maßstab für den Erfolg des Lebens, lange bevor Geld auftauchte.

IX

1.

Die Frage ist, warum die historische menschliche Zivilisation von Anfang an versucht hat, den Spaß und das Spiel so schwer zugänglich zu machen. Warum sollte man es aus etwas machen, das in

Millionen von Jahren der Vorzivilisationsgeschichte so leicht zugänglich war?

2.

Ich schreibe die "menschliche Zivilisation" allgemein und schließlich waren es in all den Tausenden von Jahren ihrer Geschichte niemand anderes als bestimmte Menschen, die Einfluss darauf hatten, was diese Zivilisation war.

Die Zivilisation als Konzept betritt die Arena der Geschichte erst, wenn die ersten historischen Figuren aus der namenlosen Menge prähistorischer Figuren hervorgehen. Solange die Menschen namenlos und gleichberechtigt waren, gab es noch keine Zivilisation.

3.

Die Zivilisation ist also eine Form der Aneignung der Geschichte. Und diese Aneignung konnte nur von jemandem vorgenommen werden, der zuvor das Land, den Reichtum des Landes und sogar andere Menschen angeeignet hatte!

4.

Und hier kommen wir zur Antwort auf die Frage, warum die lange Ära des lebenslustigen Mannes beendet ist und der Mann der Zivilisation, der zivilisierte Mann, gekommen ist …

5.

Der psychische Faktor des Strebens nach Macht (Faktor III) überwand letztendlich den Faktor der Geselligkeit, des Zusammenseins und des Spaßes (Faktor II). Dies sind tierische Faktoren, wie ich bereits in anderen Arbeiten beschrieben habe. Gleichzeitig war es in Millionen von Jahren eher ein Faktor der Geselligkeit und Verspieltheit als der Faktor des Bewusstseins (Faktor V) oder eine soziale Rolle (Faktor VI), die uns automatisch vor der Angst schützte.

X.

1.

Aber vor Zehntausenden von Jahren passierte etwas äußerst Trauriges. Da wir bereits wunderschön mit dem hervorragend entwickelten Bewusstsein ausgestattet sind, haben wir nicht das gewählt, was in der tierischen Natur gut ist, dh das Bestreben, durch Spaß und Spiel mit anderen zusammen zu sein, sondern das, was in der tierischen Natur düster ist, dh das Streben nach der Kraft .

2.

Nach Millionen von Jahren der Blütezeit der menschlichen Psyche, nachdem wir fast sicher vor der Angst gelebt hatten und aus der Verspieltheit der Tiere schöpften, wählten die ersten Besitzer der Geschichte einen anderen Weg für uns. Der Weg des Hasses, der Aggression, der Machtkämpfe, der Kämpfe um Ruhm und des unsterblichen Ruhms der Sieger.

3.

Für diese wenigen paranoiden Ideen zahlte und zahlt die ganze Menschheit bereits mehrere Zehntausende von Jahren den Preis, allmählich das Beste in uns zu verlieren, das Gute, das wir aus prähistorischer Zeit geerbt hatten. Nämlich Güte und Liebe. Weil Güte und Liebe, keine Eroberungen, keine Kriege, kein Handel, kein Hass, keine Macht die Menschheit bedeuten.

4.

Nun, aber es gibt trotz so vieler tausend Jahre immer noch eine vage Erinnerung an das Goldene Zeitalter der Menschheit, eine Erinnerung, die in der alten Mythologie aller Völker der Welt wiedergegeben wird. Die prähistorische

Ära, in der alle Menschen Brüder waren, in der alle glücklich waren und jeden Tag spielten und es kein Eigentum gab und alle sich gegenseitig halfen, glücklicher zu sein und gemeinsam mehr Spaß zu haben.

5.

Echos dieses Mythos flackern immer noch auf den Bannern und in den Klischees, die versuchen, die letzte Naive davon zu überzeugen, dass der moderne Mensch edler und wertvoller ist als Tiere. Aber die Wahrheit über den Mann der menschlichen Zivilisation ist anders.

Und doch ist das Goldene Zeitalter der Menschheit kein Mythos! Und doch ist es wahr, dass es Hunderttausende, vielleicht

Millionen von Jahren dauerte! Wir haben es gerade bewiesen.

***.

***.

***.

Definition

Die Psyche ist ein Prozess eines gegenwärtigen symbolischen Austauschs zwischen dem Subjekt der Psyche und ihrer gegenwärtigen Umgebung (subjektive Definition).

Die Psyche ist ein Prozess eines gegenwärtigen symbolischen Austauschs zwischen zwei Subjekten der Psyche (objektive Definition).

***.

***.

***.

Merken!

Exordium

ich

1.

  Wenn ich das Leben wilder Tiere betrachte, bin ich immer wieder erstaunt über ihre Überlebenskraft. Ob in sibirischen Frösten oder in den Tropen, ganz zu schweigen von gemäßigten Zonen, alle Tiere sind so perfekt mit der Natur harmoniert, dass sie im Laufe ihres Lebens kaum jemals krank werden. Sie werden nur im Alter krank, und das ist das Alter bei den Tieren.

2.

Mittlerweile ist der Mann als einzige Spezies unter Säugetieren eine äußerst empfindliche Spezies in Bezug auf die Gesundheit und leidet daher an jeder Krankheit und ständig während des gesamten Lebens. Warum? Wozu? Was ist der Sinn davon?

3.

Es scheint, dass wir die Antwort auf diese Frage in den Ursprüngen der menschlichen Spezies suchen müssen. Ich habe sie in meinen bisherigen Arbeiten bereits im Zusammenhang mit der Entwicklung der Psyche des Mannes ausführlich beschrieben. Und es stellt sich heraus, dass die Tendenz des Mannes, krank zu werden, unerwartet eng mit der Frage der menschlichen Psyche zusammenhängt!

4.

Ich habe in meiner Arbeit viele Male die These bewiesen, dass die Natur die Angstmutation als äußerst gefährlich für die Tiere und damit für die vormenschlichen Affen erkannte.

Darüber hinaus gibt es Hinweise darauf, dass die Natur die Angstmutation als definitiv katastrophal ansah. Der Hauptgrund war nicht die Zerstörung der Psyche. Unerwartet stellte sich heraus, dass die Angst für den Körper gefährlicher war als für die Psyche! Kurz gesagt, die Zerstörung des Organismus durch die Angst ist genau die Somatose.

Da die Angelegenheit bis in die primäre Psychose zurückreicht, werden wir von nun an den Begriff der primären Somatose verwenden.

5.

Was genau ist das Phänomen der primären Somatose?

II

1.

 Nun, die Angst, im physischen Sinne eine kontinuierliche spontane elektromagnetische Gehirnwellenemission durch kontinuierliche Stimulation des zentralen und autonomen Nervensystems zu sein, wirkt sich auf den gesamten Körper aus, indem die Neurotransmitter und endokrinen Substanzen in das Blut freigesetzt werden.

2.

Eine solche ständige Stimulation (mit Ausnahme des Schlafes) ist unweigerlich extrem energieintensiv, und das mag die Natur auf lange Sicht nicht. Die Energie ist für die Natur von unschätzbarem Wert, und deshalb bedeutet der Evolutionsprozess auch, für einen freien Zugang zu den Energiequellen zu kämpfen und deren Verlust zu begrenzen.

3.

Darüber hinaus stört eine solche ständige sinnlose Angststimulation des gesamten Organismus den Verlauf physiologischer Prozesse aller Organe und Systeme des Organismus, insbesondere des Immunsystems.

4.

Daher musste die Natur keinen zusätzlichen Mechanismus aktivieren, um Personen mit der Angstmutation zu eliminieren. Sie eliminierten sich durch erhöhte Morbidität, durch die primäre Somatose.

5.

Mit anderen Worten, die primäre Somatose ist ein kontinuierlicher Prozess, der durch die Angst ausgelöst wird und die physiologischen Funktionen des Körpers stört, was zu einer Abnahme der Immunität des Organismus und folglich zu einer Krankheit führt.

III

1.

Im Gegensatz zu den absurden Thesen einiger psychologischer Kreise war und wird die Krankheit niemals eine "Ausdrucks- und Kommunikationsweise" sein. Im psychischen Sinne ist Krankheit ein völlig unsinniges Phänomen, und es ist

Ausdruck einer totalen Märchenschrift, die auf dem bisher nichtwissenschaftlichen Gebiet der sogenannten Psychologie so leicht praktiziert wird.

2.

Die menschlichen organischen Krankheiten sind die erste Folge der Angst. Sie sind die physische Folge der Angst und sollten von Anfang an die Angst-Individuen aus der Rasse der Evolution und der weiteren Geschichte des Lebens auf der Erde eliminieren.

Und es gab Bedingungen, unter denen diese Individuen aufgrund der Seuche der Krankheiten, die sie befielen, tatsächlich verschwanden.

Der Mechanismus der primären Somatose ist eine Falle ohne Ausweg: Die Angst stört die physiologischen Prozesse des gesamten Organismus und infolgedessen nimmt seine Immunität ab.

3.

Deshalb leiden alle anderen Tiere kaum an Krankheiten, leben unter extremen Klima- und Wetterbedingungen, oft kalt, hungrig, überhitzt usw. ... Die physiologischen Prozesse in ihrem Körper werden nicht gestört! Deshalb sind weder Regen noch Kälte noch Hunger für sie gefährlich!

4.

Und der Mann ist so zart, so zerbrechlich. Ein paar Minuten im Regen und der Mann ist krank. Jemand niest in der Nähe und der Mann ist krank …

5.

Lassen Sie uns übrigens den Mythos eines gesunden Lebensstils entlarven, der bei modernen Menschen so beliebt ist, um ihre Gesundheit zu retten. In der Tat wäre es sinnvoll und effektiv, alle Bedrohungen für die menschliche Gesundheit wie biologische, chemische und physikalische Bedrohungen zu vermeiden, wenn nicht der Mann einen Mechanismus der primären Somatose in die Gene eingebettet hätte.

IV

1.

Die Tatsache, dass wir am Leben sind, ist nicht das Ergebnis eines gesunden Lebensstils, da es für die Somatose keine Bedeutung hat.

Wenn ja, warum leben wir und sind tatsächlich dazu verdammt, von Beginn unseres Rennens an zu verschwinden?

Es gibt nur eine Erklärung. Dahinter steckt ... ein Wunder!

Was ein Wunder?

Das Wunder der primären Psychose.

2.

Die primäre Psychose ist eine Idee für eine solche Aberration der Angstpsyche, so dass diese Psyche aus der Angstüberlastung hervorgehen kann, bevor die Evolution das Bewusstsein so stark entwickelt, dass das Bewusstsein die Angst überwinden konnte. Vor der primären Psychose trat das Phänomen der Somatose im Verlauf der Evolution als erste Folge der Angst auf.

3.

Inzwischen ist Somatose die gleiche Aberration in der Funktion des menschlichen Körpers wie die Psychose im Fall der menschlichen Psyche! In beiden Fällen handelt es sich um die De-Realisierung des funktionalen Sinns des Prozesses.

4.

Und so wird im Fall der primären Psychose der psychologische Prozess so unwirklich, d. H. Von der Realität losgelöst, dass sich die Psyche auf eine höhere als die reale Funktionsebene, auf eine symbolische Ebene bewegt. Auf dieser Ebene wird der Angst die katastrophale Schädlichkeit ihrer physischen Dimension entzogen, und in der symbolischen Dimension wird die Angst zu einem Faktor, der ein kreatives symbolisches Leben inspiriert.

5.

Was ist mit Somatose? Hier wird der reale physiologische Prozess durch einen unwirklichen, nicht physiologischen Prozess ersetzt, d. H. Einen Prozess, der von der Medizin als Krankheitsprozess definiert wird. Wir können daher zu Recht eine Analogie zwischen dem unwirklichen Prozess, der als Krankheitsprozess der

Körperfunktionen bezeichnet wird, und dem unwirklichen Prozess, der als Psychose der Psychefunktionen bezeichnet wird, erkennen.

Während sich die Psychose als äußerst wertvolle Leistung für die menschliche Spezies herausstellt, eröffnet sie eine neue Dimension der Existenz - die symbolische Dimension; Die Frage, ob Somatose auch Sinn macht, ist äußerst riskant.

Lassen Sie es uns klar sagen. Alle menschlichen Krankheiten sind nichts als Somatosen!

Und ein Krankheitsprozess jeder Krankheit ist nichts anderes als eine von der physiologischen Realität losgelöste

Funktion eines bestimmten Organes des Körpers. Und selbst im Fall einer exogenen Krankheit beschränkt sich der Einfluss eines externen Faktors darauf, die Derealisierung des physiologischen Prozesses zu induzieren, und daher auf das, womit wir es bei einer endogenen Krankheit zu tun haben. Die Analogie zwischen Psyche und Somatik ist also perfekt!

Abkürzungen

AB Angstblocker

AEA Angst-emotionale Wachsamkeit

AEI Angst-emotionale Intelligenz

CP Cyclic Polysymbolicity

CS Childishness Syndrom

EP Episodische Psychose

ESE Externes Selbstwertgefühl

Externer symbolischer ESEx-Austausch

gP / S genetische Polysymbolizität / Schizophrenie

iP / S-induzierte Polysymbolizität / Schizophrenie

ISE Internes Selbstwertgefühl

Interner symbolischer ISEx-Austausch

LI Logic Intelligence

NPP Negative Primärpsychose (Depression)

PSPM Parallel Symbolic Psyche Me

PRNL-Programm zur Rückkehr zum normalen Leben

PSEx Parallel Symbolic Exchange

SBM Symbolic Brain Me

SE Selbstachtung

SEx Symbolischer Austausch

SP Simultane Polysymbolizität

SPM Symbolic Psyche Me

SSPM Schlaf Symbolische Psyche mich

T1h Typ 1 der Menschheit (ohne Selbstentfernung zur primären Psychose)

T2h Typ 2 der Menschheit (mit Selbstentfernung zur primären Psychose)

T3h Typ 3 der Menschheit (Zwischentyp zwischen T1h und T2h)

www.ingramcontent.com/pod-product-compliance
Lightning Source LLC
Chambersburg PA
CBHW070437220526
45466CB00004B/1718